JN119542

犬と猫と私の ナチュラルケア
（ワンニャンミー）

ホメオパシーで 健康ハッピーになろう

文・イラスト：あさのりょうこ

はじめに

　こんにちは！この本を手に取ってくださって、ありがとうございます。アニマルホメオパス の " あさの りょうこ " と申します。

　アニマルホメオパスとは、ホメオパシーという療法で、動物さんや飼い主さんに健康と幸せに関するアドバイスをする人のことです（ホメオパシーってそもそも何？のお話しは後ほど書きますね）。

　あなたの大切な家族である犬さん、猫さんは元気ですか？そして、飼い主さんのあなたは元気ですか？　幸せですか？

　　　元気があれば、なんでも出来る！
　　　元気がないときはホメオパシー！
　　　元気があってもホメオパシー！
　　　動物さんにもホメオパシー！！

　ぜひ、ホメオパシーという療法を知ってホメオパシーを使ってみて、ホメオパシーの沼にハマっていってください。この沼にハマればハマるほど、その恩恵を受けること間違いなしですよー　！

ようこそ、ホメオパシーの世界へ♡

　難しいとか、分かりづらいとか、怪しいだとか思われているホメオパシー。そんなホメオパシーを少しでも分かりやすく、身近に感じていただけるようにお届けしたいと思っています。

　私の夢はスーパーやコンビニで、ホメオパシーのレメディーが気軽に買えてどこの家庭でも「ちょっとケガしちゃった〜。アーニカ飲んどくか〜！」みたいになることです。そんな世の中に少しでも近づけるように、分かりやすく発信をしていこうと思っています。

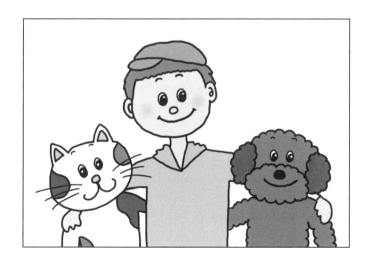

ホメオパシーとは

　ホメオパシーとは、超〜〜簡単に説明すると、その時の、その人や動物の、体調や体質に合った「レメディー」というものを飲んで、体や心のバランスを整える療法です。

　「レメディー」とは元々誰にでもある「自己治癒力」を上げるお手伝いをするものです。形状は砂糖玉、あるいは液体のもので、ナチュラルな素材から作られています。

　レメディーにはそれぞれ、植物や鉱物、あるいは動物などのエネルギーが入っています。それらが、人や動物の体に入ると、今までうまく動けていなかった自己治癒力（ホメオパシーではバイタルフォースと呼んだりします）が触発され、再び動き出したり、パワーアップしたりして、結果、体や心が健康になるのです。

　レメディーは何千種類もあります。その時の、その人や動物に、どのレメディーが合うのか、それを見つけるのは、とても大変です。プロのホメオパスでも、実は大変な作業です。この本のマテリアメディカを参考に、レメディーを使ってみてください。それで、もしもなんともならなかったら、近くのホメオパスさんに相談してみてください。もちろん私に相談してもらっても構いません♡ ホメオパスに相談すると同じレメディーを勧められるかもしれませんし、全く違うレメディーを

勧められるかもしれません。あなたやあなたの犬猫さんに最もピッタリなレメディーと出会えるようにがんばってみてください。その工程は決して無駄にはなりません。そのあなたの努力と愛情は、必ずあなたのところに戻ってきてくれます。

自分を整え、犬猫さんに愛情を注ぎ、自然に感謝して過ごせることを、レメディーたちも願っています☆

ホメオパシーはどんな人（飼い主さん）に向いている？

・なるべく薬に頼りたくない
・体に入れるものは、なるべくナチュラルなものがいい
・病院に行く回数を、少しでも減らしたい
・心と体、両方を整えたい
・飼い主の私ができることを増やしたい
・なるべく自然な状態で健康を保ちたい

　もともと動物さんは、私たち人間よりもエネルギーが高いので、レメディーを受け入れる態勢が、私たちよりも整っています。「レメディー1粒で見違えるほどの変化」がよく見られるのも、そのおかげです。しかし、もちろんレメディー1粒で変化しないこともあります（むしろこっちの方が多い

です)。それは、何かしらの要因でエネルギーが下がっているからです。エネルギーが下がる原因はいろいろあります。それはストレスであったり、大気汚染、電磁波の影響、食べ物に含まれる添加物、シャンプーなどの体に使うものに入っている化学製品、などなど。そして一緒に暮らしている人からの影響も、とても大きいです。例えば、多頭生活で、自分に向けられる愛情が足りないと感じている、一緒に暮らしている人がストレス満載、同居している家族どうしがケンカばかりしている、などからも影響を受けます。

　大気汚染や電磁波を、全てカットするのはとても大変です。でも、食べ物の添加物や化学製品、一緒に暮らしている人のメンタルは、少しの努力で改善することができます！ レメディーを飲むことだけではなく、生活環境を整えることも、人と動物の健康な生活にはとても大切ですね。

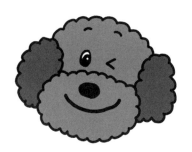

レメディーのとり方
―砂糖粒の場合―

なるべく手で触らないようにするために、
1粒、ビンのフタに入れる。

★人の場合

　　そのまま口の中にポイっと入れて自然に溶けるまでそのままにしておく。

★動物にあげる場合

① 口の中にポイっと入れる（この場合はフタから入れるのは難しいので、手で触っても大丈夫です）

② 飲み水に入れる

③ ごはんに入れる

④ レメディーを溶かした水をシリンジに入れて、口の中に入れる。

レメディーのとり方

―マザーチンクチャーや 液体レメディー（アルポ）の場合―

★ 人の場合

①コップに 1cm くらいの お水を入れ、そこに 2 〜 3 滴たらして飲む。

②ペットボトルのお水 に 5 〜 20 滴位入れ て、1 日かけてチビチ ビ飲む。

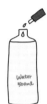

★ 動物の場合

①飲み水に入れる

②ごはんにかける

▶▶匂いに敏感でマザーチンクチャーやアルポ がかかっているお水やごはんを飲まない・食べ ない子には、お水で薄めたものを、飲み水や ごはんに入れてください。

▶▶▶それでも飲まない・食べない子にはお 水で薄めたマザーチンクチャーやアルポを スプレーに入れて体にかける。部屋にスプ レーするなどでも大丈夫です。

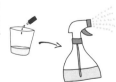

レメディー保管の注意点

★ 強い香りのするもの

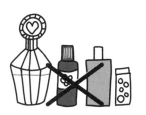

（香水やアロマオイルなど）の
そばでの保管は避けてください。

★ 直射日光にさらさない

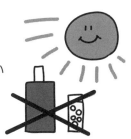

室内の涼しいところに保管してください
（冷蔵庫には入れないでね）。

★ 電磁波の強いもの

（パソコン・スマホ・テレビなど）の
そばに、長時間置かないでください。

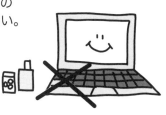

本書の使い方

PART.1
レパートリー ～症状別一覧～

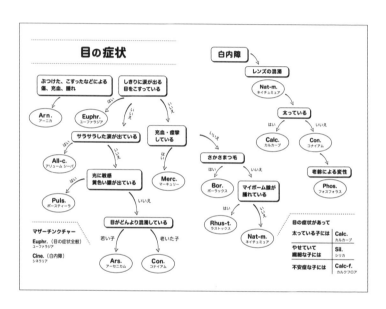

PART1のレパートリーでは、どんな時に、どのレメディー を使ったらよいかを、おもだった症状ごとにチャートでま とめました。はい、いいえで今の状態に合うレメディー を探してみてください。

PART.2
マテリア・メディカ ～レメディー別一覧～

①Acon. (Aconitum napellus)
アコナイト／ヨウシュトリカブト（植物）

【テーマ】

ハッとしたら、アコナイト！
ゾクッときたら、アコナイト！
一番最初は、アコナイト！

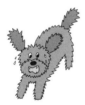

恐怖やショックな出来事の後には、真っ先にとってほしいレメディーです。飼い主さんもね、これ大事！！一番最初に落ち着いてほしいのは飼い主さんです！ まずは飼い主さんがアコナイト♡

44

【特徴】

● 恐怖・ショック（車や工事現場、雷、花火などの大きな音、けがをした、他の犬に吠えられた、噛まれた、手術後など）。
● 発熱、感染症の初期（熱が出てきたなあ～などの時）。
● 風邪のひきはじめ。
● 眼や歯の外傷。
● 急性の下痢（ショックな出来事の後や寒いところにいておこった下痢など）。
● 急性胃腸炎（冷たい水を欲しがるような胃腸炎）
☆恐怖やショックな出来事がトラウマにならないように☆
● 恐怖・ショックの後で落ち着きがなくなっている状態に

Acon. のケース
犬：ウェルシュコーギー 1歳半 ♀
【恐怖症】

音や男性に過剰に反応して、激しく吠えていましたが、Acon.を水に溶かしたものをスプレーボトルに入れて、散歩中にシュッとかけていただきました。おかげでトレーニングの効果もグンと上がり、約1カ月でほとんど吠えなくなりました。

45

PART2のマテリア・メディカでは、レメディー名より、そのレメディーのテーマ、特性に加え、実際のケース（症状例）を紹介しています。

※レメディー名は、短縮形、レメディー名、カタカナ（読み方）、和名の順に記載しております。

11

も く じ

PART1
レパートリー
症状別一覧

目の症状

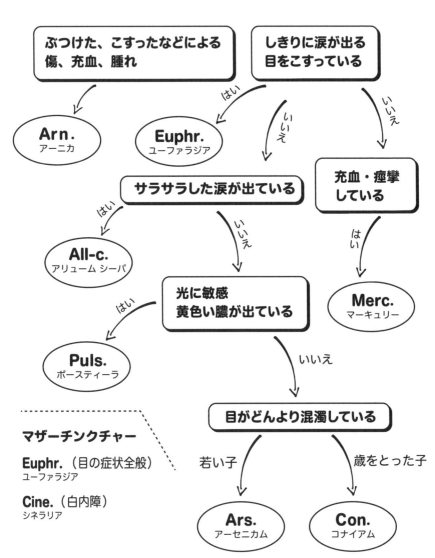

ぶつけた、こすったなどによる
傷、充血、腫れ

→ **Arn.**
アーニカ

しきりに涙が出る
目をこすっている

はい → **Euphr.**
ユーファラジア

いいえ ↓

サラサラした涙が出ている

はい → **All-c.**
アリュームシーパ

いいえ ↓

**光に敏感
黄色い膿が出ている**

はい → **Puls.**
ポースティーラ

いいえ →

目がどんより混濁している

若い子 ↓ **Ars.**
アーセニカム

歳をとった子 ↓ **Con.**
コナイアム

いいえ → **充血・痙攣
している**

はい ↓ **Merc.**
マーキュリー

マザーチンクチャー

Euphr.（目の症状全般）
ユーファラジア

Cine.（白内障）
シネラリア

14

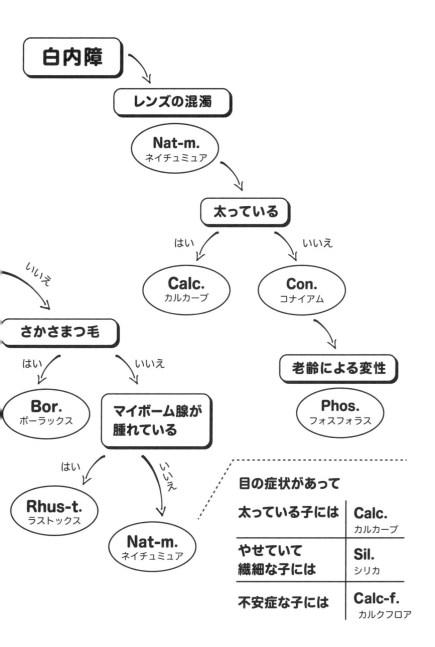

白内障

→ レンズの混濁

Nat-m.
ネイチュミュア

→ 太っている

はい → Calc.
カルカーブ

いいえ → Con.
コナイアム

→ 老齢による変性

Phos.
フォスフォラス

いいえ → さかさまつ毛

はい → Bor.
ボーラックス

いいえ → マイボーム腺が
腫れている

はい → Rhus-t.
ラストックス

いいえ → Nat-m.
ネイチュミュア

目の症状があって	
太っている子には	Calc. カルカーブ
やせていて 繊細な子には	Sil. シリカ
不安症な子には	Calc-f. カルクフロア

15

鼻

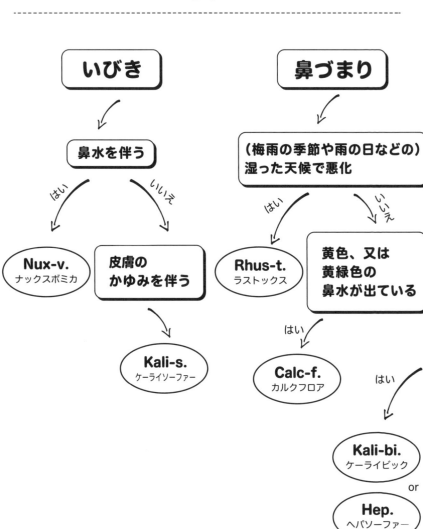

いびき

↓

鼻水を伴う

はい ↙　↘ いいえ

Nux-v.
ナックスボミカ

皮膚の
かゆみを伴う

↓

Kali-s.
ケーライソーファー

鼻づまり

↓

（梅雨の季節や雨の日などの）
湿った天候で悪化

はい ↙　↘ いいえ

Rhus-t.
ラストックス

黄色、又は
黄緑色の
鼻水が出ている

はい ↓

Calc-f.
カルクフロア

はい ↘

Kali-bi.
ケーライビック

or

Hep.
ヘパソーファー

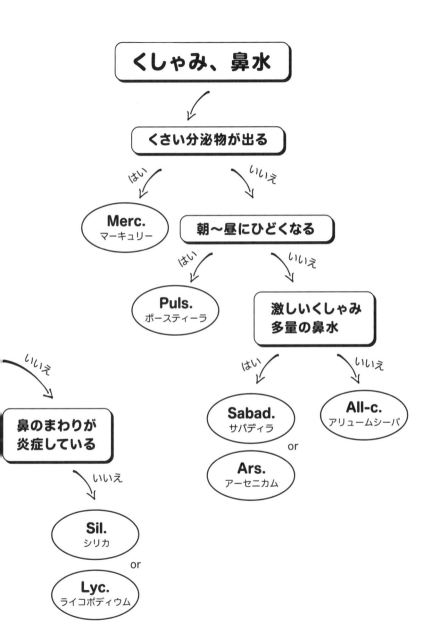

くしゃみ、鼻水

くさい分泌物が出る

はい → **Merc.** マーキュリー

いいえ → 朝〜昼にひどくなる

はい → **Puls.** ポースティーラ

いいえ → 激しいくしゃみ 多量の鼻水

はい → **Sabad.** サバディラ or **Ars.** アーセニカム

いいえ → **All-c.** アリュームシーパ

いいえ → 鼻のまわりが 炎症している

いいえ → **Sil.** シリカ or **Lyc.** ライコポディウム

耳

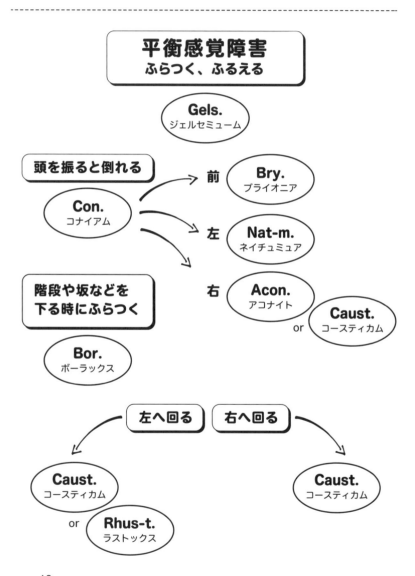

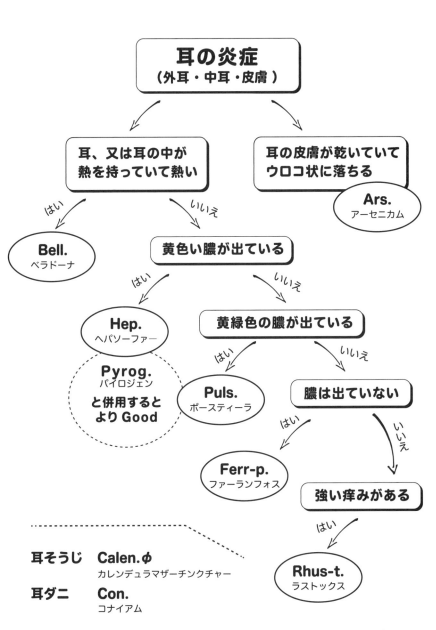

耳の炎症
（外耳・中耳・皮膚）

耳、又は耳の中が熱を持っていて熱い

はい →
Bell.
ベラドーナ

いいえ →
黄色い膿が出ている

耳の皮膚が乾いていてウロコ状に落ちる

Ars.
アーセニカム

はい →
Hep.
ヘパソーファー

Pyrog.
パイロジェン
と併用するとより Good

いいえ →
黄緑色の膿が出ている

はい →
Puls.
ポースティーラ

いいえ →
膿は出ていない

はい →
Ferr-p.
ファーランフォス

いいえ →
強い痒みがある

はい →
Rhus-t.
ラストックス

耳そうじ　Calen.φ
カレンデュラマザーチンクチャー

耳ダニ　Con.
コナイアム

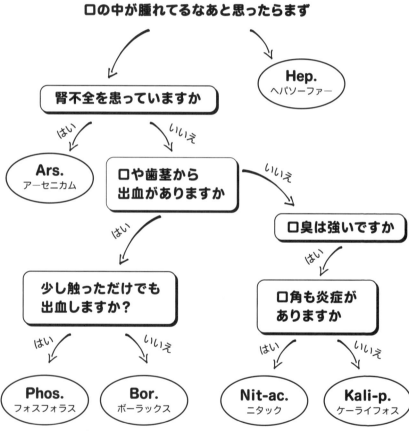

歯肉炎・口内炎

口の中が腫れてるなあと思ったらまず

- 腎不全を患っていますか
  - はい → **Ars.** アーセニカム
  - いいえ → 口や歯茎から出血がありますか
    - はい → 少し触っただけでも出血しますか？
      - はい → **Phos.** フォスフォラス
      - いいえ → **Bor.** ボーラックス
    - いいえ → 口臭は強いですか
      - はい → 口角も炎症がありますか
        - はい → **Nit-ac.** ニタック
        - いいえ → **Kali-p.** ケーライフォス
- **Hep.** ヘパソーファー

歯茎の腫瘍	**Calc-f.** カルクフロア
治りにくい口内炎	**Sil.** シリカ
歯石がつきやすい	**Frag.** フラガリア
口の中の洗浄	**Gali.φ** ガリウムアパ or **Calen.φ** カレンデュラ

動物さんは
うがいができないので
飲み水に入れて
飲ませてあげてください。

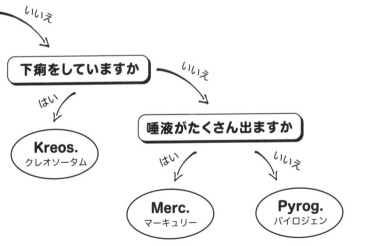

いいえ

下痢をしていますか → いいえ

はい ↓
Kreos. クレオソータム

唾液がたくさん出ますか

はい ↓
Merc. マーキュリー

いいえ ↓
Pyrog. パイロジェン

咳

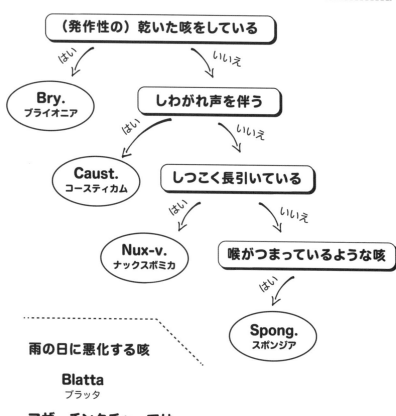

（発作性の）乾いた咳をしている

はい → **Bry.** ブライオニア

いいえ → しわがれ声を伴う

しわがれ声を伴う
- はい → **Caust.** コースティカム
- いいえ → しつこく長引いている

しつこく長引いている
- はい → **Nux-v.** ナックスボミカ
- いいえ → 喉がつまっているような咳

喉がつまっているような咳
- はい → **Spong.** スポンジア

雨の日に悪化する咳

Blatta
ブラッタ

マザーチンクチャーでは

Rumx.φ 冷えると悪化する咳、消化不良を伴う
ルメックス

Queb.φ 呼吸が苦しそうな咳
ケブラコ

心臓疾患を伴う咳

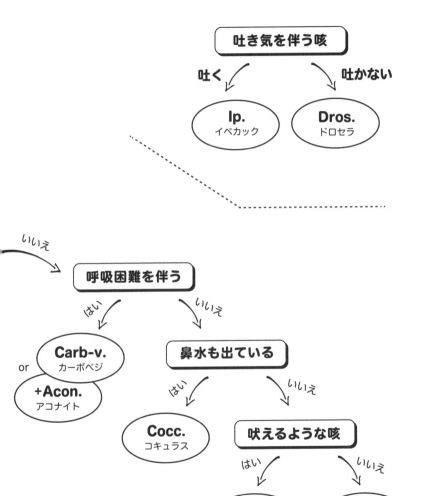

吐き気を伴う咳

吐く → **Ip.** イペカック

吐かない → **Dros.** ドロセラ

いいえ → 呼吸困難を伴う

はい → **Carb-v.** カーボベジ
or
+Acon. アコナイト

いいえ → 鼻水も出ている

はい → **Cocc.** コキュラス

いいえ → 吠えるような咳

はい → **Stann.** スタナン

いいえ → **Ant-t.** アンチモタート

23

嘔 吐

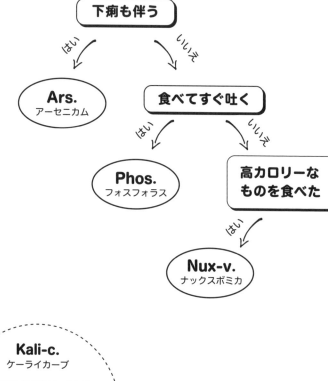

下痢も伴う

はい → Ars.
アーセニカム

いいえ → 食べてすぐ吐く

はい → Phos.
フォスフォラス

いいえ → 高カロリーな
ものを食べた

はい → Nux-v.
ナックスボミカ

Kali-c.
ケーライカーブ

とても敏感で、いろ
んな出来事のストレ
スが吐き気や嘔吐と
して出たり、胃に来
たりする。すっぱい
粘液を吐く。

毛玉が吐けないネコ

Nux-v.　　　Coloc.
ナックスボミカ　コロシンス

幼齢動物のお腹が空いて吐く場合は、お腹の中が空っぽにならないように気を付けてあげてください。食事 1 回の量を減らし、回数を増やしてあげてください。吐いたものをすぐにまた食べる場合はほとんど心配はいりませんが、何度も吐く、吐いてぐったりしているなどの時は、必ず動物病院に行って診察してもらってください。

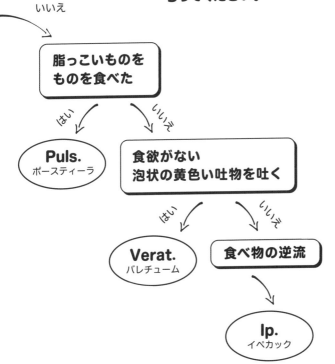

いいえ

脂っこいものを
ものを食べた

はい

Puls.
ポースティーラ

いいえ

食欲がない
泡状の黄色い吐物を吐く

はい

Verat.
バレチューム

いいえ

食べ物の逆流

Ip.
イペカック

便 秘

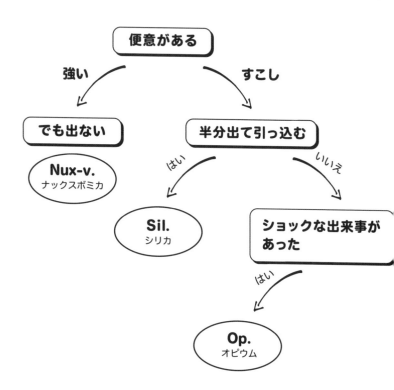

便意がある

強い → でも出ない
Nux-v.
ナックスボミカ

すこし → 半分出て引っ込む

はい → **Sil.**
シリカ

いいえ → ショックな出来事があった

はい → **Op.**
オピウム

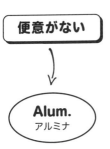

便意がない

↓

Alum.
アルミナ

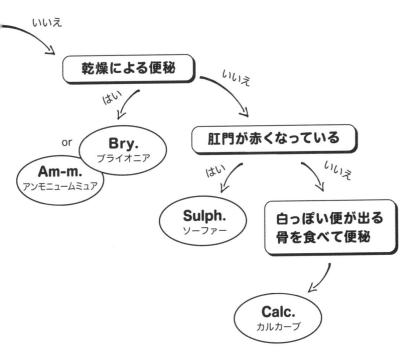

いいえ

乾燥による便秘

はい

or **Bry.**
ブライオニア

Am-m.
アンモニュームミュア

いいえ

肛門が赤くなっている

はい

Sulph.
ソーファー

いいえ

白っぽい便が出る
骨を食べて便秘

Calc.
カルカーブ

下 痢

食あたり、食べ慣れないものを食べた

はい → **Ars.** アーセニカム

いいえ ↓

緊張している（していた）
例：病院に行く。お出かけする。
　　知らない場所に行く。
　　競技に出る。

はい → **Arg-n.** アージニット

いいえ ↓

食べ過ぎた

はい → **Nux-v.** ナックスボミカ

いいえ ↓

寒いところにずっといた
冷えた、又は恐怖があった

はい → **Acon.** アコナイト

いいえ → **Aloe.** アロエ

下痢の後の脱水症状に

Chin. チャイナ　　**Verat.** バレチューム　　**Carb-v.** カーボベジ

下痢は体から出すべきものを出している行為です。やみくも
に止めようとしないで少し様子を見てあげてください。何日
も続くようだったり、ぐったりしているようでしたら、レメ
ディーを飲ませた後、すぐに動物病院に行ってください。

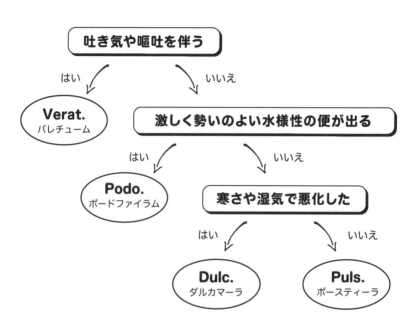

黄色い便		Nat-s. ナットソーファー	Ph-ac. フォスアック	
水様便		Rhus-t. ラストックス	Cham. カモミラ	Eup-per. ユーパトリューム
黒い便		Ars. アーセニカム		
一部かたい		Calc. カルカーブ	Lyc. ライコポディウム	Puls. ポースティーラ
くさい		Phos. フォスフォラス		

膀胱炎や排尿のトラブル

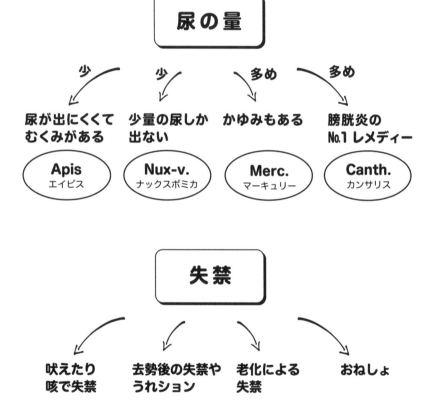

尿の量

少 → 尿が出にくくて むくみがある
Apis エイピス

少 → 少量の尿しか 出ない
Nux-v. ナックスボミカ

多め → かゆみもある
Merc. マーキュリー

多め → 膀胱炎の No.1 レメディー
Canth. カンサリス

失禁

吠えたり 咳で失禁
Caust. コースティカム

去勢後の失禁や うれション
Puls. ポースティーラ

老化による 失禁
Agn. アグナスカスタス

おねしょ
Sep. シイピア

膀胱炎

まずは **Canth.**
カンサリス

排尿中、痛みがある
→ **Ars.**
アーセニカム

強い痛み
→ **C.S.**
カナビスサティーバ

寒さや湿気で悪化する

- はい → **Dulc.**
ダルカマーラ
- いいえ → **潜血・出血がある**
  - はい → **Phos.**
フォスフォラス
or **Arn.**
アーニカ
  - いいえ → **Canth.**
カンサリス

関節・筋肉・骨（運動器系）

筋肉痛

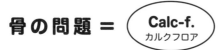

痛みが強い場合

骨の問題 ＝

骨の成長が遅い子、緊張状態が続いている子

全体的に虚弱でポッチャリ体型の子

骨折

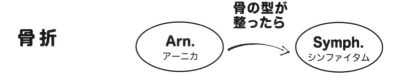

関節痛・関節炎

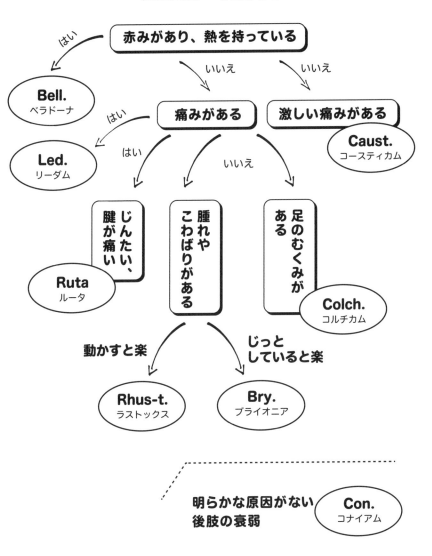

赤みがあり、熱を持っている

はい → **Bell.** ベラドーナ

いいえ → **痛みがある**

いいえ → **激しい痛みがある** **Caust.** コースティカム

痛みがある

はい → **Led.** リーダム

はい → **じんたい、腱が痛い** **Ruta** ルータ

腫れやこわばりがある

いいえ → **足のむくみがある** **Colch.** コルチカム

腫れやこわばりがある

動かすと楽 → **Rhus-t.** ラストックス

じっとしていると楽 → **Bry.** ブライオニア

明らかな原因がない
後肢の衰弱 **Con.** コナイアム

応急手当

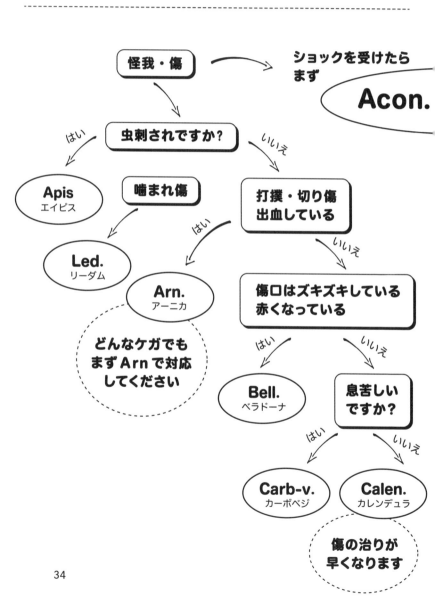

怪我・傷 → ショックを受けたら
まず

Acon.

虫刺されですか?
- はい → **Apis** エイピス
- いいえ → 打撲・切り傷 出血している

噛まれ傷 → **Led.** リーダム

はい → **Arn.** アーニカ

どんなケガでも
まず Arn で対応
してください

打撲・切り傷 出血している
- いいえ → 傷口はズキズキしている 赤くなっている
  - はい → **Bell.** ベラドーナ
  - いいえ → 息苦しい ですか?
    - はい → **Carb-v.** カーボベジ
    - いいえ → **Calen.** カレンデュラ

傷の治りが
早くなります

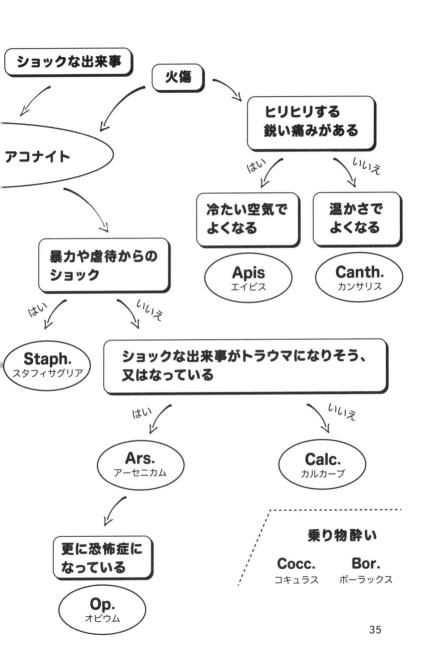

ショックな出来事

火傷

アコナイト

ヒリヒリする
鋭い痛みがある

はい → 冷たい空気で
よくなる

Apis
エイピス

いいえ → 温かさで
よくなる

Canth.
カンサリス

暴力や虐待からの
ショック

はい → Staph.
スタフィサグリア

いいえ → ショックな出来事がトラウマになりそう、
又はなっている

はい → Ars.
アーセニカム

いいえ → Calc.
カルカーブ

更に恐怖症に
なっている

Op.
オピウム

乗り物酔い

Cocc.
コキュラス

Bor.
ボーラックス

35

分離不安

犬が家族（人）と離れた時に不安や恐怖によって、平常を保てなくなってしまう状態

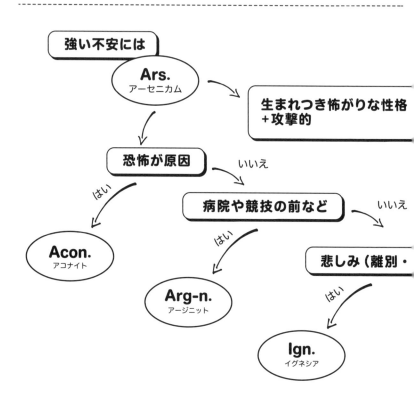

強い不安には

Ars.
アーセニカム

生まれつき怖がりな性格
＋攻撃的

恐怖が原因

いいえ

病院や競技の前など

いいえ

はい

Acon.
アコナイト

はい

Arg-n.
アージニット

悲しみ（離別・

はい

Ign.
イグネシア

ホメオパシーでは原因が何かによって、レメディーが
違ってきます。原因をしっかり見極めてあげてください。

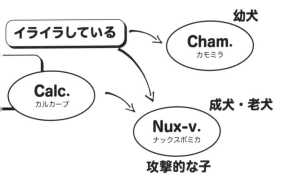

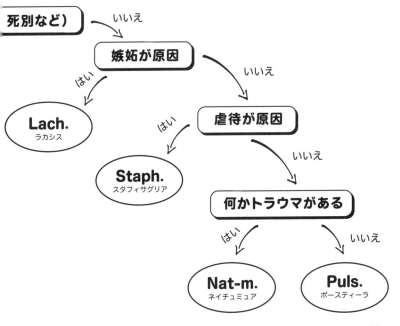

過敏症（音、光、他の動物、人など）

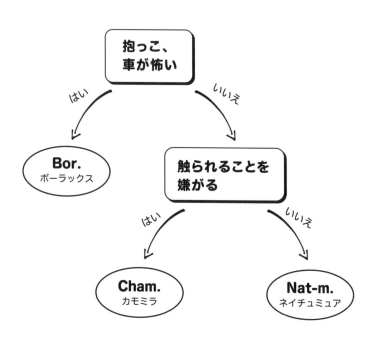

抱っこ、
車が怖い

はい

Bor.
ボーラックス

いいえ

触られることを
嫌がる

はい

Cham.
カモミラ

いいえ

Nat-m.
ネイチュミュア

消化器が未発達
による食糞

Verat.
バレチューム

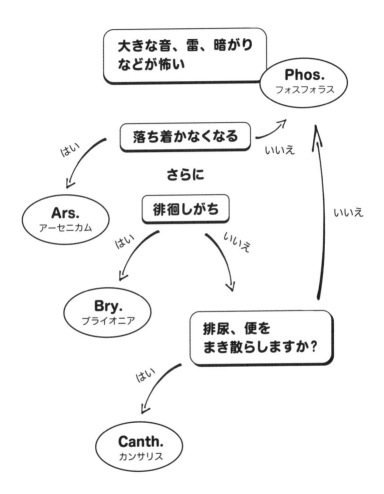

皮膚炎（痒み）

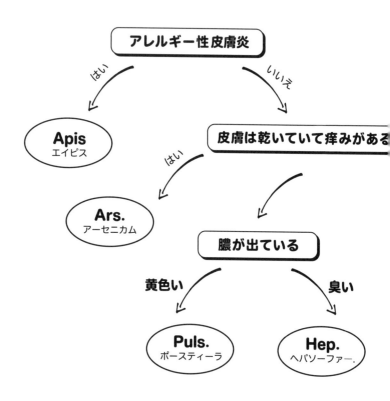

アレルギー性皮膚炎

はい → **Apis** エイピス

いいえ → 皮膚は乾いていて痒みがある

はい → **Ars.** アーセニカム

→ 膿が出ている

黄色い → **Puls.** ポースティーラ

臭い → **Hep.** ヘパソーファー.

| 脱毛 | **Lyc.** ライコポディウム | **Ign.** イグネシア |
| フケ | **Ars.** アーセニカム | **Sep.** シイピア |

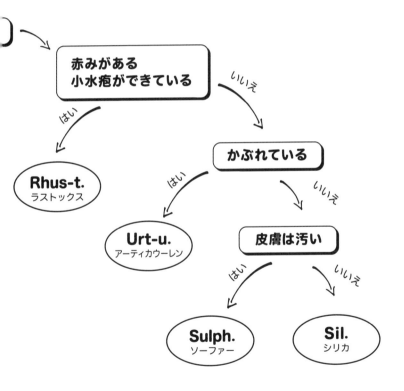

赤みがある
小水疱ができている

はい → Rhus-t.
ラストックス

いいえ → かぶれている

はい → Urt-u.
アーティカウーレン

いいえ → 皮膚は汚い

はい → Sulph.
ソーファー

いいえ → Sil.
シリカ

好転反応について

　ホメオパシのレメディーは、自己治癒力を触発して動かすものです。　レメディーを飲むと、まれに、勢いよく自己治癒力が動き、一時的に症状が激しく出ることがあります。　これを好転反応と言います。　そのような症状が起こった時は、いったんレメディーを摂るのをやめ、ホメオパスに相談してください。

ポーテンシーについて

レメディーには、レメディー名の後に、数字が表記してあります。（30C、200C、9X、12X、LM1、LM2 など）これをポーテンシーと言います。これはレメディーを作るときの希釈の回数です。この数字の違いによって、同じレメディーでも少し表情が変わります。どのポーテンシーでとったらいいか分からないときはまず **30C** をとってください。

30C → 急性症状・体
200C → 急性症状・心、子ども、動物
9X・12X → 健康の維持や促進、補助
LM ○ →慢性症状

のように使うことが多いですが、これだけとは限りません。
ご自分で購入して摂られる場合は、30C からお試しください。

PART2
マテリア・メディカ

レメディー別一覧

① Acon.
② Apis
③ Arg-n.
④ Arn.
⑤ Ars.
⑥ Bell.
⑦ Bry.
⑧ Calc.
⑨ Canth.
⑩ Carb-v.
⑪ Chin.
⑫ Cocc.
⑬ Euphr.
⑭ Hep.
⑮ Hyper.
⑯ Ign.
⑰ Ip.

⑱ Kali-c.
⑲ Lac-c.
⑳ Lach.
㉑ Led.
㉒ Mag-p.
㉓ Merc.
㉔ Nat-m.
㉕ Nux-v.
㉖ Phos.
㉗ Pyrog.
㉘ Rhus-t.
㉙ Ruta
㉚ Sil.
㉛ Staph.
㉜ Thuj.
㉝ Verat.

① Acon. (Aconitum napellus)

アコナイト／ヨウシュトリカブト（植物）

$$\boxed{\text{テーマ}}$$

ハッとしたら、アコナイト！
ゾクッときたら、アコナイト！
一番最初は、アコナイト！

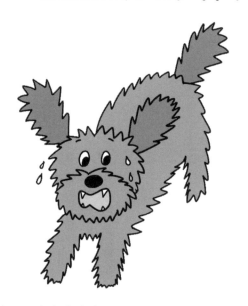

恐怖やショックな出来事の後には、真っ先にとってほしいレメディーです。飼い主さんも一緒にとってください。一番最初に落ち着いてほしいのは飼い主さんです！　まずは飼い主さんがアコナイト♡

特徴

●恐怖・ショック（車や雷、花火、工事現場などの大きな音、けがをした、他の犬に吠えられた、噛まれた、手術後など）。

●発熱、感染症の初期（熱が出てきたなあ〜などの時）。

●風邪のひきはじめ。

●眼や歯の外傷。

●急性の下痢（ショックな出来事の後や、寒いところにいておこった下痢など）。

●急性胃腸炎（冷たい水を欲しがるような胃腸炎）

☆恐怖やショックな出来事がトラウマにならないように☆

●恐怖・ショックの後で落ち着きがなくなっている状態に

Acon. のケース
犬：ウェルッシュコーギー 1歳半 ♀
【恐怖症】

音や男性に過剰に反応して、激しく吠えていましたが、Acon. を水に溶かしたものをスプレーボトルに入れて、散歩中にシュッとかけていただきました。おかげでトレーニングの効果もグンと上がり、約1カ月でほとんど吠えなくなりました。

②Apis (Apis mellifica)
エイピス／ミツバチ

テーマ

虫に刺されたら、エイピス！
やけどにも、エイピス！
むくみにも、エイピス！

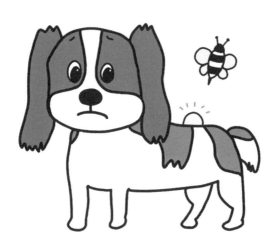

●虫刺され（蚊、ハチ、アブ、ノミ、ダニなど、どんな虫でもOK！）→刺されたところが赤く腫れて、熱を持っているような時。

●やけど→皮膚が腫れていて、触ると痛がるような時。

●発熱（涼しい所に居たがる、落ち着きがない、神経質）。

●アレルギー（痛み、痒みの皮膚炎、皮膚が腫れている）。

●痒みを伴う発疹や水疱などの皮膚炎、ジクジクとした化膿、赤く腫れて膿が出ている。

●あらゆる浮腫、水腫

●急性の膀胱炎（痛みがある、おしっこをしたがるが出ない、または少ししか出ない、冷やすと悪化する）。

Apis のケース
人：飼い主さん 35 歳 女性
【虫刺され】

蚊に刺されるといつまでも腫れて、痒くて痒くて、夏は憂鬱なのですが、先夏は蚊に刺されたあと、Apis. を飲んだら、10 分もしないうちに痒みが治まり、腫れもいつの間にかなくなっていました。夏には手放せないレメディーです。

③Arg-n. (Argentum-nitricum)
アージニット／硝酸銀

テーマ

**緊張しがちの子には、アージニット！
病院嫌いの子にも、アージニット！**

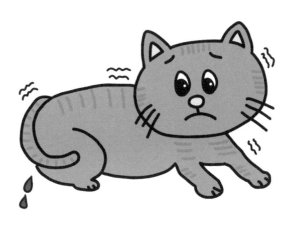

● 精神的なことが原因の下痢。

● 予期不安（病院に行く前、旅行の前や最中、車に乗る前、競技の前など）。

● 閉所恐怖症

● 心のバランスが崩れていて、衝動的な行動をとってしまう（突然噛み付く、いきなり吠え始めるなど）。

● 怖いものがたくさんある。

Arg-n. のケース
犬：シェットランドシープドッグ 12 歳 ♂
【病院で緊張】

動物病院に行くときに、緊張してしまい、吠えたりウロウロしたりと落ち着きのない子でしたが、Arg-n. を飲ませると、吠えることもなく大人しく診察を受けることができました。

④Arn.（Arnica montana）
アーニカ／ウサギギク（植物）

テーマ

ケガには、アーニカ！
どんなケガでも、まずアーニカ！

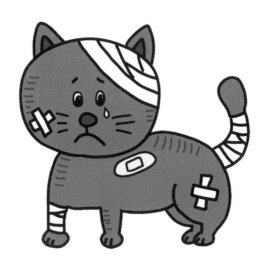

● ケガ全般、打撲、捻挫、切り傷、骨折など。
● 動物に噛まれた傷にも (Led. <ruby>リーダム</ruby> と併用すると良い)。
● 術後のケア (術後の痛み、術後の身体の回復を促進)。
● 出産後のケア。
● 耳血腫
● 関節炎 (寒さや湿気で悪化するような関節炎に)。
● 椎間板ヘルニア (Hyper. <ruby>ハイペリカム</ruby> と併用すると良い)。

Arn. のケース
犬：ポメラニアン 4 歳 ♂
【皮下出血】

散歩中に大きな犬に襲われました。噛み跡は傷
にはならなかったのですが、気づいたら背中の広
範囲に皮下出血していて、触られるのを嫌がって
いました。Arn. を摂り続けて1週間後には、皮
膚はきれいになっていて、触られるのを嫌がるこ
ともなくなりました。

⑤ Ars. (Arsenicum album)
アーセニカム／三酸化ヒ素

テーマ

下痢には、アーセニカム！
不安症には、アーセニカム！

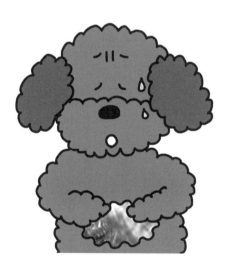

●食中毒の No.1 レメディー。

●下痢全般（食中毒、古いもの・冷たいもの・食べ慣れないものを食べた後の下痢→便が臭い、お腹を温めるとよくなってくるような下痢）。

●胃腸炎

●くしゃみ、鼻水

●咳（特に夜中12時〜2時頃にひどくなるような咳）。

●発熱、皮膚炎、外耳炎、中耳炎、ものもらい（いずれも、寒いと　悪化する・落ち着きがない・寒がる・量は少ないが何度もおしっこをする、などと一緒に症状が出る時）。

●歯肉炎→口臭が強い、痛みがある、出血している。

●不安（見知らぬ人が来て吠える、怯える、1匹での留守番中やたら吠える、など）。

Ars. のケース
犬：シェットランドシープドッグ　4歳 ♂
【不安からの下痢】

飼い主さんが旅行好きで、1ヶ月に1回ほど車でお出かけしています。その度に悪臭を伴う下痢。怖がり傾向でしたので、Ars. を選択。出かける前から与えて、その後何度かの使用で改善しました。

⑥ **Bell.** (Belladonna)

ベラドーナ／セイヨウハシリドコロ

$$\boxed{\text{テーマ}}$$

<u>赤い！熱い！は、ベラドーナ！</u>
<u>ブルッと来たら、ベラドーナ！</u>

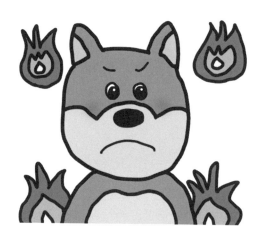

● 突然の高熱（音や光に敏感で、温かいところを好むような高熱）。

● やけど（真夏のアスファルトでの散歩による肉球の熱傷、ドライヤー、熱湯などでのやけど）。

● 低温やけど（こたつやカイロなど）

● 赤い湿疹

● 外耳炎、中耳炎（熱を持っている、赤くなっている、触られるのを嫌がる）。

● 結膜炎（充血、発熱、冷たい風にふれるとひどくなる）。

● てんかん（激しい痙攣発作、発熱、音や光に敏感、犬や人を怖がる）。

● 急に暴力的になる（音や光に敏感）。

● 熟睡している時に尿失禁。

Bell. のケース
犬：ヨークシャーテリア 11 歳 ♂
【外耳炎】

繰り返す外耳炎でひどく痛がったり、痒がったりして、怒りっぽくなりました。Bell. をあげ続けたところ、1 週間ほどで赤みと腫れが引いて、痒がることもなくなり、2 週間後にはほぼ落ち着きました。

⑦ **Bry.** (Bryonia alba)
ブライオニア／ブリオニア

テーマ

乾燥したら、ブライオニア！
動くと痛い症状に、ブライオニア！

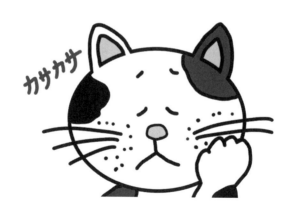

カサカサ

●体の乾燥（皮膚のカサカサ、皮毛がパサパサ、ドライアイ
など）。

●咳（乾いた咳、喉が乾く→暖かい部屋で悪化する）。

●関節炎（ほんのわずかな動きでも痛い→動こうとしない、
1匹でいることを好む）。

●発熱（徐々に上がって持続する熱、冷たい水をたくさん欲
しがる）。

●便秘（体の乾燥から、うんちもカサカサで出にくい）。

Bry. のケース
犬：ラブラドールレトリバー 11歳 ♂
【老齢犬の慢性気管支炎】

ずっと咳が出ていたラブラドールさん。Bry. をア
ルポ（アルコールポーテンシー）で摂っていると
咳の回数が明らかに減っていました。亡くなるま
で半年間続けていただき、犬も飼い主さんもず
いぶん楽になりました。

⑧ Calc. (Calcarea carbonica)

カルカーブ／牡蠣の殻

テーマ

ポッチャリさんには、カルカーブ！
ひっこみじあんさんにも、カルカーブ！

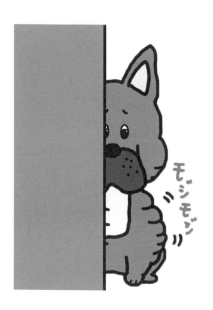

●下痢をしやすい子や、急性の下痢（乾燥した食べ物で消化不良、すっぱい臭いのする下痢）。

●風邪をひきやすい。

●とにかく体が弱く、体力がない子。ブヨブヨと太っている。

●赤ちゃんのとき、とても太っていた子。

●関節炎（変形性関節炎、慢性関節リウマチなど）。触られるのを嫌がる。

●白内障（太っていて動作の遅い子の白内障に。不安や恐れが強い。骨の軟化・変形がある子に）

●便秘（明るい色の便、太り気味、冷え性、物事を行うのがゆっくり）。

●膣からの分泌物が多い子。

●結石を作りやすい。

Calc. のケース
犬：チワワ 10 歳 ♀
【白内障】

初期の白内障と診断されたチワワさん。それから Calc. を１日1粒、３カ月ほど飲んでもらいました。その後半年経って、また動物病院で検査をしてもらったところ、進行していないとの診断をしてもらいました。

⑨ Canth. (Cantharis vesicatroria)

カンサリス／スペイン蠅

膀胱炎には、カンサリス！
やけどにも、カンサリス！

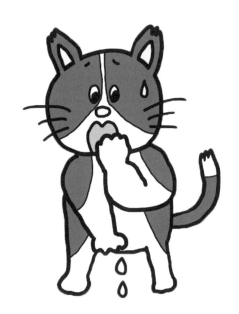

特 徴

● 膀胱炎の時のファーストチョイスのレメディー

　（痛みがある、少量頻回の排尿、血尿など）。

● 虫刺され、刺し傷（焼けるような痛みがある）。

● やけど（Apis と併用すると、なお良い）。
エイビス

● 下痢

Canth. のケース

猫：日本猫 6 歳 ♀

【繰り返す膀胱炎】

膀胱炎の再発を繰り返して、なかなか落ち着か
なかったのですが、Canth. を摂って数日で、頻尿・
血尿が治りました。その後の再発はないです。

⑩ **Carb-v.** (Carbo vegetabilis)

カーボベジ／植物炭

$\boxed{\text{テーマ}}$

酸素不足に、カーボベジ！
蘇生・生き返りのレメディー

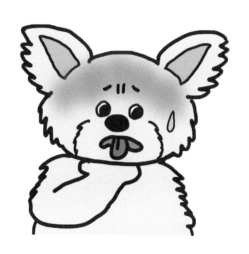

特徴

● 酸素不足、肺炎、激しい咳による呼吸困難（喘息、肺気腫など）。

● 衰弱した老犬・老猫や重病の犬猫（生命力が低下している状態の時に）。

● 歯肉炎、口内炎（脈が微弱、出血している、口臭が強い、唾液がたくさん出る）。

● 呼吸困難を伴う咳。

● 下痢、放屁。

Carb-v. のケース
猫：キジトラ 4 歳（推定）♀
【口臭】

保護した生後3ヶ月の頃から、ずっと口が、腐った魚のような匂いがしていました。（他に一緒に保護した兄弟猫は臭くない）Carb-v. を飲ませたら、すぐににおいが少なくなり、数週間たつ頃には、全くおわなくなりました。

⑪ Chin. (China officinalis)

チャイナ／キナの皮

テーマ

脱水症状には、チャイナ！

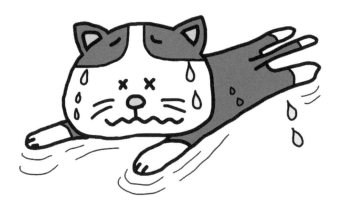

特徴

- 体液の喪失（下痢・嘔吐・出血・発汗など）による症状
  （だるくなる、震える、体温が下がる、など）
- 衰弱、虚弱
- 貧血
- 食中毒（Ars.（アーセニカム） もいいよ）
- 下血・出血止め
- 熱中症（Bell.（ベラドーナ） もいいよ）

Chin. のケース
犬：ジャックラッセルテリア 4歳 ♀
【下痢】

夕方から下痢になり、深夜に血便になりました。
もともと下痢を繰り返しやすく、活動過多で興奮
気味。今回は深夜まで続く下痢で脱水も認められ
たので、Chin. を選択。3回リピートすることで次
の朝には改善し、下痢がピタッと止まりました。

⑫ **Cocc.** (Cocculus indicus)
コキュラス／ツヅラフジ

テーマ

乗り物酔いに、コキュラス！
筋力低下に、コキュラス！
看病疲れに、コキュラス！

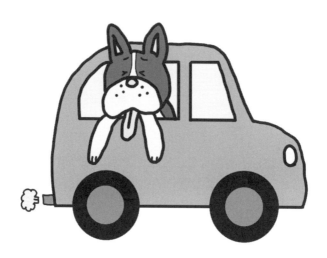

特徴

● 乗り物酔いの嘔吐・吐き気。横になると楽になるような乗り物酔い。

> 他の乗り物酔いのレメディー
> Petr.（ペトロリューム）：ガソリンの臭いで気持ち悪くなる時、船酔いにも。
> Tab.（タバカム）：列車や船での酔い、タバコの臭いで酔う、
>   タバコがやめられない。

● 局所的な筋肉の麻痺

● 筋力の低下、特に首、腰、脚（脚の痙攣など）

● 時差ボケ（+ Arn.（アーニカ））

● エコノミークラス症候群

● 看病している人のためのレメディー（看病・介護疲れ）

● めまい（飼い主さん）

> Cocc. のケース
> 犬：ヨークシャーテリア 2歳 ♀
> 【車酔い】
>
> 車が苦手で10分乗っているだけで、必ずゲボッと吐いていました。車に乗る前日の夜・当日の朝・乗る直前に Cocc.（+Petr.、Tab. 乗り物酔いセット）を飲ませると、そのときの車中では、初めて吐かずに済みました。

⑬ Euphr. (Euphrasia officinalis)

ユーファラジア／コゴメグサ

テーマ

目の症状には、ユーファラジア！

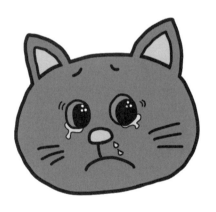

● 眼病全般に使えるレメディー

● ものもらい

● アレルギー性結膜炎 (目の炎症、充血、痛みがある、など)。

● 涙がたくさん出る。

● 光線過敏症

● 目・鼻・胸の粘膜に作用 (多量の刺激性の水っぽい分泌物、膿)。

Euphr. のケース
飼い主さん：48 歳 女性
【花粉症】

春が近づいてくると、目がショボショボ、鼻もグズグズ。花粉症の症状が出て、犬のお散歩に行かれないくらいだったのですが、Euphr. を飲むと目や鼻の症状が治るので、春でも散歩に行かれるようになりました。

⑭ **Hep** (Hepar sulphuris calcareum)
ヘパソーファー／硫化カルシウム

$\boxed{テーマ}$

くさい膿に、ヘパソーファー！
体が冷たい、寒がりさんにヘパソーファー！

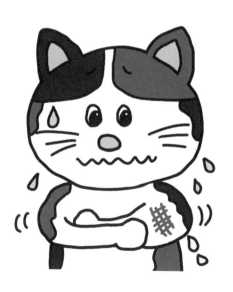

特徴

●化膿して、黄色いくさい膿が出ている（皮膚、耳、鼻など）。

●くしゃみ・鼻水、くさい鼻汁が出る。

●寒がり

●咳

●下痢、酸味臭や悪臭のある軟便。

●痛みに弱い、寒がり、家の中にこもる傾向。

●太り気味、ビビリ、風邪をひきやすい。

Hep. のケース

犬：ダックスフンド　6歳 ♂

【おでき】

鼻の横におできができました。しばらくほっておいたのですが、治る様子がなかったので、Hep.を1日3回、2日ほど飲ませると、次の日にはおできが取れていました。

⑮ Hyper. (Hypericum perforatum)
ハイペリカム／オトギリソウ

テーマ

深ーい傷には、ハイペリカム！

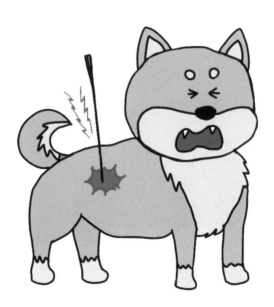

特徴

● 神経に達するような深い傷。

● 刺し傷、裂傷、打撲

（特に頭部や脊椎など、神経組織の豊富な部位の外傷）

● 虫刺され、虫に刺された傷に（深く刺されている場合）。

● 手術後のケア（術後の抑うつ状態にも）。

● 椎間板ヘルニア

● 首・背中の痛み

（わずかな動きでも悪化する痛み、寒さで悪化する痛み）

● 変性性脊髄症（Gels. もいいよ）。
   <small>ジェルセミューム</small>

● 体に残っているトラウマにも（Arn. もいいよ）
   <small>アーニカ</small>

（事故以来〜、ケガ以来〜、のような症状）。

Hyper. のケース

犬：ミニチュアダックスフンド 6歳 ♀

【椎間板ヘルニアの手術後、麻痺が治らない】

手術後に麻痺が治まらなかった。マッサージとともに Hyper と Kali-p.12X を摂ってもらいました。徐々に感覚が戻ってきて、なんとか立てるようになり、歩行も少しずつ出来るようになりました。

⑯ Ign. (Igntia amara)
イグネシア／イグナチア豆

$$\boxed{\text{テーマ}}$$

深ーい悲しみには、イグネシア！
ペットロスにも、イグネシア！

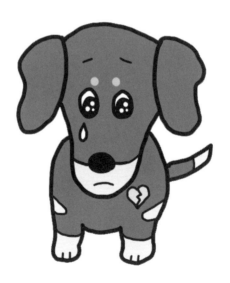

特徴

● 深い悲しみと悲しみの後の諸症状に。

● 急な悲しみの後の消化不良や胸やけ、深いため息。

● 脱毛

● 舐性皮膚炎（前脚などを舐め続けてできる皮膚炎のこと）による脱毛。

● 感情的なトラウマがあるような時。

● 排便後に痛みを伴う便秘。

● 愛されていないとか、無視されるといったことにとても弱い。

● 悲嘆（Nat-m.、Ph-ac. なども良い）。
　　　ネイチュミュア　　フォサック

● 顎関節症

● 悲しいのに笑ったりするような時。

Ign. のケース
犬：フレンチブルドッグ　2歳　♀
【嘔吐が止まらない】

ブリーダーから購入してからずっと、嘔吐が止まらない。親犬や兄弟などとの離別が解消されていないと思い、Ign. を選択。2カ月くらい続けた結果、全く吐くことはなくなりました。

⑰ **Ip.**（Ipecacuanha）

イペカック／吐根

「オエッ」も、「ムカムカ」も、イペカック！

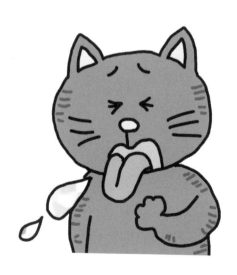

特徴

● 吐き気、吐いても楽にならない吐き気や嘔吐。
　（吐いたら楽になる吐き気には Nux-v.）。
　　　　　　　　　　　　　ナックスボミカ

● 消化不良からの吐き気、唾液が出る、食事を欲しがらない。

● 吐き気や嘔吐を伴う下痢。

● けいれん性の咳、オエッとなる咳。

● 乗り物酔い (Cocc.、Petr.、Tab.、Sanic.)。
　　　　　　コキュラス　ペトロリューム　タバカム　サニキュラアクア

● 麻酔をたくさんした→麻酔の害によって吐く。

● 何をしても満足しない、拒否したい。

Ip. のケース
犬：ポメラニアン×プードルミックス　2歳 ♂
【車酔い】

車に乗せるたびに、口から白い泡を吐いて、ひどいときには嘔吐と下痢に近い軟便。車に乗る前から、Ip. を1粒。そして、目的地に着く前に車を停め、休憩時間をとっていただき、そのときにも1粒。約10回ほどの乗車で改善しました。

⑱ Kali-c. (Kali carbonicum)
ケーライカーブ／炭酸カリウム

テーマ

神経質さんには、ケーライカーブ！

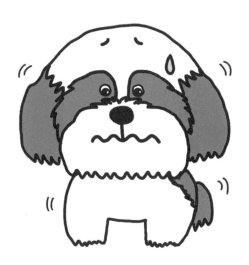

特徴

● 寒がり

● 触るとピクッとする。

● 音楽が嫌い。

● 気圧の変化や、すきま風に敏感。

● まぶたの腫れ

● 強情で意地っ張り。

● ごはんを1回で食べることができず、少量ずつ何度も食べる。

● 鼻づまり

● 黄緑色の分泌物、大量の唾液。

● 頻繁にあくびが出る。

Kali-c. のケース
犬：テリア系 MIX 17 歳 ♀
【寝たきりになった老犬の介護】

ほとんど寝たきりでいつも同じ姿勢で寝がちなので、体も硬くなりました。寝起きのたびに痛がるので、そのつど Kali-c. を使用。ずいぶん体が柔らかくなり、亡くなるまで半年間使用。老犬介護の助けになりました。

⑲ Lac-c. (Lac caninum)

ラッカナイアム／犬の乳

テーマ

お母さんから早く離された犬猫には、ラッカナイアム！

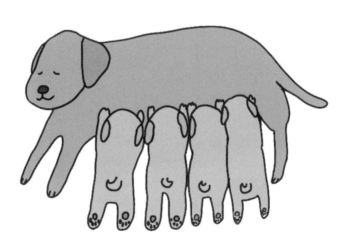

●音や光に敏感過ぎる、さまざまなことが怖い。

●母乳が出ない、または出すぎる。

●乳腺炎

●関節炎（痛みが左右交互に動く）。

Lac-c.のケース
犬：トイプードル　4歳 ♂
【自信のなさからの攻撃行動】

多頭飼いの年上の犬。年下の犬におもちゃ・おやつ・抱っこの横取りをされ、怒りがたまると攻撃に出ていました。飼い主さんには接し方の指導をさせていただき、Lac-c.を選択。約1ヶ月ほどで改善が見られました。

⑳ Lach. (Lachesis muta)

ラカシス／ブッシュマスター

$$\boxed{\text{テーマ}}$$

嫉妬のレメディー、ラカシス！
興奮しやすく落ち着きがない子には、
ラカシス！

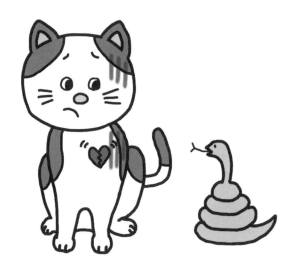

●出血、血が固まりにくい。

●蛇にかまれた。

●耳血腫（特に左耳）

●左側全体が調子悪い、左側に症状が出やすい。

●嫉妬心が強い、他人に対して不信感を抱きやすい。

Lach. のケース
サビ猫：18歳 ♀
【嫉妬と腎臓の関係】

水をたくさん飲んで吐くを繰り返し、病院に行ったところ腎臓の数値が 良くないと言われた。この猫ちゃんは他の2頭の猫ちゃんと同居。知らず知らずのうちに他の子に嫉妬の気持ちがあったようで、Lach. を飲ませると食欲が出てきて、体重も安定しました。腎臓の数値はまだ少し高いものの、食欲や元気があるので、様子見になりました。

㉑ **Led.** (Ledum palustre)

リーダム／ヒメイソツツジ

テーマ

咬まれた傷には、リーダム！

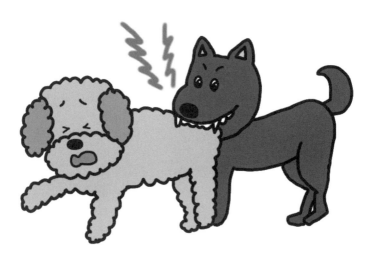

特徴

● 音や光に敏感過ぎる、さまざまなことが怖い。

● 虫刺され、刺し傷→ここから破傷風になったら Hyper.^{ハイペリカム}。

● 冷やすと楽になる小関節の炎症 (でも全身は冷たくて寒がり)。

● リウマチのレメディーの１つ。

● 蛇が怖い。

Led. のケース
犬：ボーダーコリー　1歳　♀
【咬傷】

ドッグランでフリーで遊ばせていたところ、柴犬に耳を噛まれてしまいました。すぐにしっかりと傷口を流水で洗い、Led. を飲ませました。念のため３日間使いましたが、傷の炎症は全くなく、きれいに治りました。

㉒ Mag-p. (Magnesia phosphorica)
マグフォス／リン酸マグネシウム

$\boxed{\text{テーマ}}$

痛いときにはまず、マグフォス！

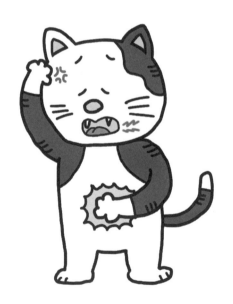

特徴

● 痛み全般（お腹が痛い、歯が痛い、など）。
● 筋肉痛、神経痛、手術後の痛み（Arn. もいいよ）。
アーニカ
● 敏感で、神経質すぎる子に。
● 痛みで落ち着きがない状態に。

Mag-p. のケース
犬：ミニチュアダックスフンド 8 歳 ♂
【歯周病の痛み】

ひどい歯周病があり、口の中に痛みがあるため、
少し触るだけでも嫌がって噛み付いたり、吠えた
りしていた。そこで Mag-p. を 1 時間おきに 3 〜
4 回リピートして飲んでもらいました。すると、痛
みが軽くなったのか、口を触るのを嫌がらなくな
りました。

㉓ Merc. (Mercurius vivus)
マーキュリー／水銀

$\boxed{テーマ}$

臆病さん、敏感さんに、マーキュリー！
突然攻撃しちゃう子にも、マーキュリー！

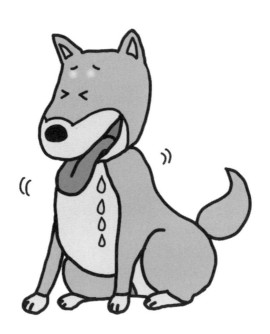

特徴

●唾液がたくさん出る口内炎。

●口腔内全般の疾患。

●化膿性外耳炎・内耳炎（黄色や緑色の悪臭の膿や耳垢が出る）。

●焼けるような目やにで、まぶたがくっついてしまう。

●光に敏感。

●急性・再発性鼻炎（黄色や黄緑色の悪臭の鼻汁が出る）。

●うんちが強い不快臭。

●急性の胃腸炎。

●リンパの腫れ。

Merc. のケース
猫：雑種 10 歳（推定）♂
【目の炎症】

迷い猫でお迎えしたとき、左目に炎症があって充血、流涙がひどく、痒いのか、仕切りにこすっていました。Merc. をあげたところ、2 日後にはすっかり改善されました。

㉔ **Nat-m.** (Natrium muriaticum)
ネイチュミア ／ 岩塩

テーマ

1匹でいたがる子には、ネイチュミア！
悲しみを抱いている子には、ネイチュミア！

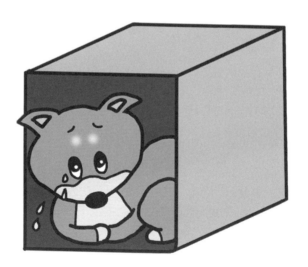

特徴

●下痢や嘔吐のあとの衰弱 (Chin._{チャイナ} もいいよ)。

●急激な体重減少の回復促進。

●便秘。ウサギのうんちのような、小さくてコロコロ。

●白内障

●慢性的な悲しみレメディー（悲しい気持ちを、長い間抱え込むことにより、精神的にも肉体的にも支障がある状態に）。

●なぐさめられること・なでられること・抱っこされることを嫌がる。

●毎日決まった時間に、食事や散歩をしたがる。

Nat-m. のケース
犬：トイプードル 7カ月 と
暮らす飼い主さん 女性
【犬を褒めてあげられない飼い主さん】

ご家族が次々とご病気に。そしてご自分も入院するということでした。過去からの辛い気持ちにNat-m. を1回使用。犬のお散歩の途中で涙が溢れ出て気持ちがスッキリされ、犬との生活を楽しめるようになりました。

㉕ **Nux-v.** (Nux vomica)

ナックスボミカ／マチンシ

テーマ

怒りっぽい・イライラには、ナックスボミカ！

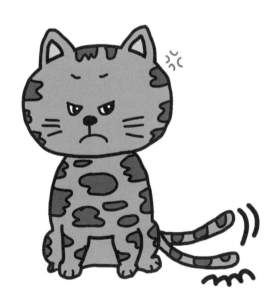

●怒りっぽくて、ナーバス。

●外からの刺激に敏感。

●腰痛、背中の痛み (けいれんを伴う、夜に悪化する)。

●脂っぽいものや、刺激の強いものを食べて消化不良。

●薬の副作用で消化不良。

●吐き気 (吐いたら楽になる)。

●下痢と便秘を交互に繰り返す。

●膀胱炎 (頻繁に尿意をもよおすが、少量しか出ない)。

Nux-v. のケース
猫：6カ月くらい ♀
【鼻水・鼻詰まり・くしゃみ】

いつも鼻の奥からブーブーと音がしていて、鼻が
つまっている。しょっちゅうくしゃみをし、鼻水を
飛ばしていて、その鼻水が臭い。 Nux-v. を、飲
み水に毎日1粒入れて飲ませたところ、1週間く
らいで鼻 の奥のブーブー音がなくなり、くしゃみ
も減りました。

㉖ Phos. (Phosphorus)

フォスフォラス ／燐

テーマ

音や光などに敏感さんは、
フォスフォラス！

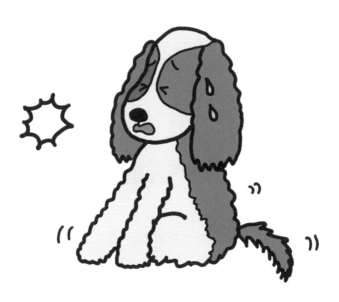

●雷・花火など、音や光が大嫌いな子に。

●わずかに触れただけで出血するような歯肉炎。

●咳などのさまざまな呼吸器系疾患。

●急性胃腸炎・大腸炎→水のような下痢や血の混ざった下痢。

●胃炎からの吐き気・嘔吐。

●白内障

●膀胱炎（血尿や血が混ざった尿）。

●悲しい出来事などの後に、ショックすぎて無気力無感情な状態。

Phos. のケース
犬：雑種（保護犬）10 歳（推定）♀
【過敏症】

お迎えしたときは、少しの音にも敏感になってビクビクして、人に触られるのも怖がっていました。Phos. をリピートしたところ、少しずつ甘えてくれるようになり、一緒のベッドで眠れるほどになりました。

㉗ Pyrog. (Pyrogenium)
パイロジェン ／腐った肉の膿

テーマ

腫れや膿には、パイロジェン！

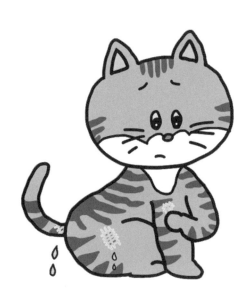

特徴

● あらゆるタイプの細菌感染、化膿に。

● 化膿や感染の代表レメディー（他には Hep.、Merc.、 _{ヘパソーファー マーキュリー}
Sil.） もいいよ。 _{シリカ}

発熱・筋肉痛・精神の不安定・落ち着きのなさ・下痢などを
併発している時に。

● 傷口からの感染

● やけど（皮膚がベロンと剥けるくらいのひどい傷）

● 発熱・高熱

● 化膿している外耳炎

Pyrog. のケース

猫：日本猫　3歳　♂

【傷口の膿】

前脚の傷が膿んでしまった。深部から膿んでいて、
腫れている。 Pyrog. を 2 週間続けたところ、膿の
出る量も、腫れも引いてきて綺麗になりました。

97

特徴

● あらゆるタイプの細菌感染、化膿に。

● 化膿や感染の代表レメディー（他には Hep.、Merc.、Sil.） もいいよ。

発熱・筋肉痛・精神の不安定・落ち着きのなさ・下痢などを併発している時に。

● 傷口からの感染

● やけど（皮膚がベロンと剥けるくらいのひどい傷）

● 発熱・高熱

● 化膿している外耳炎

Pyrog. のケース

猫：日本猫　3歳　♂

【傷口の膿】

前脚の傷が膿んでしまった。深部から膿んでいて、腫れている。 Pyrog. を 2 週間続けたところ、膿の出る量も、腫れも引いてきて綺麗になりました。

㉘ Rhus-t. (Rhus toxicodendron)
ラストックス ／ アメリカツタウルシ

テーマ

関節痛には、ラストックス！
痒い皮膚炎にも、ラストックス！

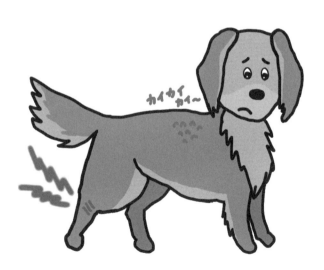

● 関節炎の代表レメディー

● 関節に痛みがあって、頻繁に体位を変える。

● わずかな動きや少し何かに触れただけでも痛みがあり、震えがくる。

● 高熱が続いているとき（衰弱感を伴う）。

● 皮膚の強い痒み、丘疹、小水疱、喉が乾く← 帯状疱疹の症状。

● 交感神経が優位になりすぎている。

Rhus-t. のケース
犬：Mix 犬 7歳 ♂
【びっこを引いて階段を上がれなくなった】

普段から水遊びが大好き！運動大好き！な子。肌寒く、水温が下がった秋の日に川遊びをした日の夜、急にびっこを引いて階段を上がれなくなった。ベッドから起き上がる時に非常にゆっくり起き上がり、いつものように機敏な動きができない。そこでRhus-t. を1粒飲んで寝させたところ、翌朝にはいつものようにお散歩に行き、階段を駆け上がれるようになりました。

㉙ Ruta (Ruta graveolens)

ルータ／ヘンルーダ

テーマ

小さい部位の関節の痛みには、ルータ！

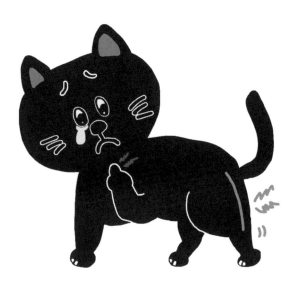

● 手首・足首の関節の痛み。

● 骨まで達するような打撲。

● 関節炎

● 骨折したような痛み。

● 腱の痛み。

● 眼精疲労

Ruta のケース
犬：ボーダーコリー　7歳 ♀
【ドッグスポーツの最中での怪我】

ボールをキャッチする時に足を捻ったように着地。
少し破行が見られたが、検査では骨には異常なし。
Ruta を1日2回、2週間ほど安静にしながら与え
ていただき、その後改善しました。

㉚ Sil. (Silicea terra)

シリカ ／二酸化ケイ素

テーマ

異物の排出には、シリカ！

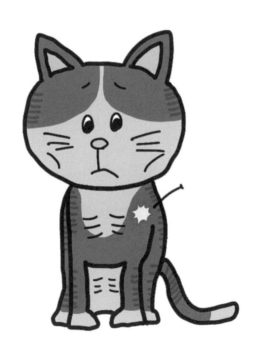

●トゲが刺さって取れないとき。

●皮膚や皮下組織に入り込んだ異物の排出を助けます。

●皮膚の痒み（痒さは強くないが、長く続く痒み。温めると痒みがおさまる）。

●寒さに弱く、体力や免疫力が低下していて、風邪など引きやすくなっているとき。

●難聴

●白内障

●牛乳を飲んだあとの下痢、悪臭のおならを伴う。

●便秘

Sil. のケース
犬：シェットランドシープドッグ　1歳　♀
【誤飲】

硬いものをかじるのが大好きで、ゴムのおもちゃをかじって食べてしまいました。Sil.を3日間リピート、3日間かけておもちゃを便と共に排泄。念のため病院で検査もしましたが、無事排泄できていたようです。

㉛ Staph. (Staphysagria)
スタッフサグリア ／ ヒエンソウ

$$\boxed{\text{テーマ}}$$

屈辱・怒りに、スタッフサグリア！

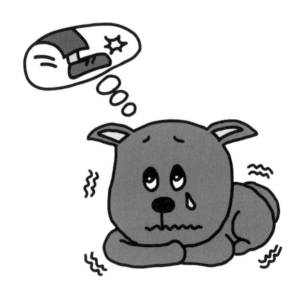

●虐待の経験がある子に。

●屈辱・怒り・悲しみの感情の抑圧。

●再発性のものもらい。

●前立腺炎、精巣炎、前立腺肥大、精巣の萎縮。

Staph. のケース
犬：ビーグル 1歳 ♀
【術後の痛みと精神的苦痛】

避妊手術が終わった後、帰宅した犬の様子が一変していました。今まで人に歯を向けるようなことはなかったのに、飼い主さんを攻撃するようになっていました。Staph. を1日3回リピートして、3日ほどで元の穏やかさに戻りました。

㉜ **Thuj.** (Thuja occidentalis)
スーヤ ／ ニオイヒバ

| テーマ |

解毒のレメディー、スーヤ！
腎、泌尿器、イボの、スーヤ！

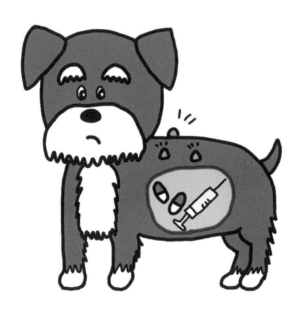

特徴

●体の免疫に深く作用するレメディー。

●ポリープ・イボ

●ものもらい、夜になると目やにが出て、上下のまぶたがくっつく。

●乾燥して鱗屑が出る。カサカサの粉のようなものが落ちる。

●ワクチンを多用している子、ワクチンの害出し。

●他のレメディーで効果があまりない場合に。

Thuj. のテーマ
犬：キャバリア　4歳 ♀
【イボ】

イボが数力所できていました。痛みはないようですが、気になるので、Thuj. を飲ませ始めました。しばらくして小さいイボがコロッと取れま した。その後も続けたところ、大きいイボも勢いがなくなり、小さくなって、いつの間にか取れていました。

㉝ **Verat.** (Veratrum albam)
バレチューム ／ バケイソウ

テーマ

胃腸炎には、バレチューム！
嘔吐・下痢には、バレチューム！

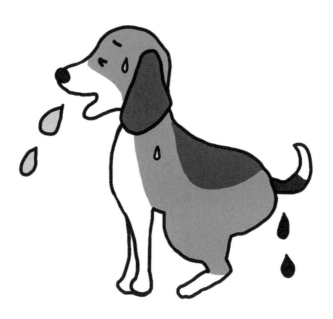

特徴

● 急性胃腸炎

● 持続性の高熱。

● 熱性けいれん

● 噴出するような水様の下痢

（激しい嘔吐と下痢が同時におこる、強い寒気を伴う）。

● 激しい食中毒 （Ars.^(アーセニカム) もいいよ）。

● 激しい嘔吐

Verat. のテーマ
犬：トイプードル 8歳 ♂
【下痢】

1週間続いていた、チョコレートソースのような下痢。
Verat. を数回リピートしたら、だんだんとうんちが固
まってきました。その後も1日2回程、数日飲ませた
ところ、翌日には形のあるうんちになっていました。

索 引

この本の執筆にあたり協力してくださった
ホメオパスさん

福岡成海 さん

ドッグパワートレーナー
vivadog

森山知加子 さん

ホメオパス / 臨床検査技師 /JAHA ドッグトレーナー
日本ホメオパシーセンター natural essence & doggy's-essence
犬のしつけ教室＆犬とミラクルに遊べる Dog run 主宰

こおろぎゆきこ さん

ホメオパス・有獣医免許
Holistic Room はしわたし
日本ホメオパシーセンター羊蹄倶知安

今村香 さん

自然派獣医師＆ホメオパス
いまむら動物病院
日本ホメオパシーセンター滋賀草津

むらのみかこ さん

アニマルホメオパス
湘南アニマルホメオパシーセンター

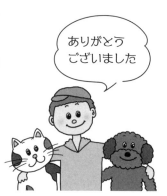

ありがとう
ございました